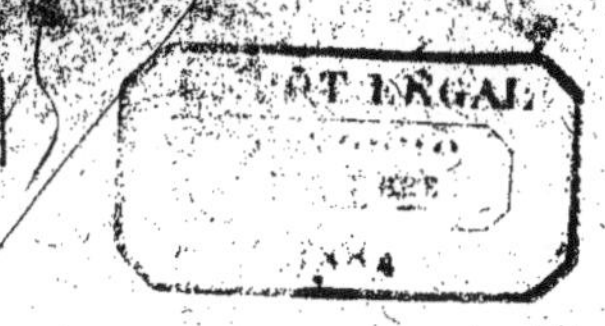

LA FRÉQUENCE RELATIVE

DE LA

COLIQUE HÉPATIQUE

CHEZ L'ENFANT

PAR

Edgard MERCAT

DOCTEUR EN MÉDECINE DE LA FACULTÉ DE PARIS

PARIS

ALPHONSE DERENNE

52, Boulevard Saint-Michel, 52

1884

LA FRÉQUENCE RELATIVE

DE LA

COLIQUE HÉPATIQUE

CHEZ L'ENFANT

PAR

Edgard MERCAT

DOCTEUR EN MÉDECINE DE LA FACULTÉ DE PARIS

PARIS
ALPHONSE DERENNE
52, Boulevard Saint-Michel, 52
1884

A MES PARENTS

A MES AMIS

A MON PRÉSIDENT DE THÈSE

M. LE PROFESSEUR LABOULBÈNE

lique hépatique nous nous adressons à celle d'origine calculeuse; aussi ne nous en tiendrons-nous pas aux observations de cette dernière. Nous ferons encore entrer dans notre travail les cas où l'autopsie sera venue révéler la présence de calculs dans la vésicule biliaire.

D'autre part quand nous disons enfance, nous comprenons tous les sujets jusqu'à 15 ans environ.

Que M. Cadet de Gassicourt, qui nous a inspiré ce sujet, veuille bien agréer ici l'expression de notre gratitude pour les indications qu'il nous a fournies et les observations qu'il a bien voulu nous communiquer.

Nous tenons aussi à remercier M. Laboulbène de l'honneur qu'il veut bien nous faire en acceptant la présidence de cette thèse.

HISTORIQUE.

Le sujet particulier que nous traitons n'a pas d'historique, aussi allons-nous prendre la question à un point de vue plus général, en faisant la nomenclature des noms de ceux qui se sont principalement occupés des calculs biliaires et qui ont fait faire des progrès à leur étude. Nous nous arrêterons à ceux qui ont parlé des calculs biliaires dans l'enfance et nous donnerons dans un chapitre suivant leurs opinions sur le sujet.

Dans l'antiquité où l'on ne faisait pas l'autopsie des cadavres on ne put se rendre compte de la présence des calculs dans la vésicule biliaire.

Les premiers qui en aient fait mention sont : Gentilis (da Foligno), au quatorzième siècle, Kentman, de Dresde, en 1565, et Jean de Tornamina, professeur à Montpellier, à la fin du quatorzième et au commencement du quinzième siècles.

Benivieni, de Florence, au quinzième siècle, Vésale, au seizième, et Fallope furent les premiers qui en donnèrent une description.

Fernel, en 1645, en parle comme d'une chose connue.

Dans le siècle dernier on s'est beaucoup occupé des calculs biliaires et de la colique hépatique. Citons, parmi un grand nombre d'auteurs : Fréd. Hoffmann, Bianchi, Morgagni, J. L. Petit, Haller, Walther, Vicq-d'Azyr, Durande, Sœmmering.

Dans le siècle actuel, et c'est maintenant que l'on commence à parler de la côlique hépatique chez l'enfant, nous trouvons Prochascha, Alexis Pujol, Saunders, Portal, Bricheteau, Andral, Fauconneau-Dufresne, Bouisson, Duparque, Durand-Fardel, Frerich.

---

fœtale, dit-il, la formation des calculs a de faibles chances, la bile ne parvenant dans la vésicule que vers le septième mois, et la plus grande partie après cette époque, s'écoulant directement dans le duodénum. »

Quelques lignes plus bas il continue : « Après la naissance, l'activité digestive s'opposant à un long séjour de la bile dans son réservoir, explique leur rareté et il en est encore de même dans l'adolescence où cette activité se prolonge. » *Toutefois l'immunité des premières périodes de la vie n'est pas absolue.* »

Il cite alors des cas que nous rapportons un peu plus loin.

Il nous met ensuite sous les yeux le relevé de la collection de Walther.

Sur 83 *calculeux.*

A 20 ans.	1
De 30 à 40 »	27
40 à 50 »	14
50 à 60 »	19
60 à 70 »	8
70 à 80 »	13
80 à 90 »	1
Total.	83

Il nous présente ensuite une statistique qui lui est personnelle :

Sur 91 calculeux.

Nouveaux-nés	. . . .	4 cas
à 5 mois.	. . . .	1
à 15 ans.	. . . .	2
à 18 »	. . . .	1
à 20 »	. . . .	1
à 22 »	. . . .	1
De 25 à 30 »	. . . .	6
30 à 40 »	. . . .	7
40 à 50 »	. . . .	13
50 à 60 »	. . . .	20
60 à 70 »	. . . .	14
70 à 80 »	. . . .	20
à 81 »	. . . .	1
Total.	. . . .	91

Il ajoute : « L'hérédité existe pour la lithiase biliaire. M. le Dr Petit de Vichy connaît certaines familles dans lesquelles cette disposition est héréditaire. Dans un cas, presque tous les enfants en avaient été atteints, et quelques-uns même dans un assez jeune âge.

Frerich s'exprime ainsi : « La prédisposition aux calculs biliaires augmente avec les années. Ils sont rares avant trente ans, et on ne les rencontre qu'exceptionnellement pendant l'enfance.

Parmi les 395 cas réunis par Hein, dit-il ensuite, il n'y avait que quinze individus au-dessous de 25 ans, et trois au-dessous de 20 ans.

	Femmes	Hommes	Total
Au-dessous de 20 ans....	1	1	2
De 20 à 30 ans.......	25	3	28
De 30 à 40 ans.......	40	13	53
De 40 à 50 ans.......	28	30	58
De 50 à 60 ans.......	32	19	51
De 60 à 70 ans.......	12	18	30
De 70 à 80 ans.......	4	4	8
Total........	142	88	230

Trousseau, dans ses cliniques médicales de l'Hôtel-Dieu de Paris s'exprime ainsi : « Cette maladie est aussi bien plus commune dans la vieillesse et dans l'âge mûr, de 30 à 50 ans que dans l'adolescence. La jeunesse toutefois n'en est pas à l'abri : deux jeunes filles de 16 et 17 ans que nous avons eues à la même époque au n° 1 et au n° 34 de notre salle Sainte-Agnès nous en ont offert de remarquables exemples. Il y a deux ans j'en observais un cas chez une petite fille de 9 ans auprès de laquelle j'étais mandé en consultation à Saint-Germain-en-Laye.

Enfin, nous trouvons encore une opinion sur la colique hépatique chez l'enfant dans la thèse d'agrégation de Mossé de Montpellier : « La lithiase biliaire, dit-il, est extrêmement rare chez l'enfant. »

Il rapporte ensuite une statistique de Sénac :

Sur 109 cas calculeux

De 5 à 10 ans.	3
De 10 à 15 ans.	6
De 15 à 20 ans.	4
De 20 à 25 ans.	3
De 25 à 30 ans.	19
De 30 à 35 ans.	14
De 35 à 40 ans.	14
De 40 à 45 ans.	10
De 45 à 50 ans.	9
De 50 à 55 ans.	6
De 55 à 60 ans.	15
De 60 à 65 ans.	4
De 65 à 80 ans.	2
Total.	109

Nous reproduisons ici quelques observations puisées dans les auteurs et nous en ajoutons deux inédites que nous devons à la bienveillance de M. Cadet de Gassicourt ; il nous a été donné de suivre dans son service un jeune malade atteint de colique hépatique (Observation XII).

Observation I

Résumée de Portal.
Ictère et calculs biliaires chez un enfant nouveau-né, observé jusqu'à 15 ans. — Autopsie.

Une dame voyageant sur mer dans les derniers temps

de sa grossesse, fut atteinte d'un ictère qu'on attribua à un mouvement de frayeur.

L'enfant, une fille, qui vint au monde à Altona, en Danemarck fut atteinte de la même maladie peu après sa naissance. Les médecins étrangers et ceux de Paris ne purent la guérir.

Elle avait une teinte jaune, variable selon les saisons et les affections de l'âme, elle était mélancolique, sujette aux indigestions, aux céphalalgies.

A l'âge de 15 ans survint de l'œdème des extrémités inférieures, un étouffement avec une extrême gêne de la respiration, enfin elle mourut.

A l'autopsie, on trouva tous les tissus teints en jaune clair. Le foie était un peu augmenté de volume, son parenchyme était durci et fortement infiltré d'un liquide jaune foncé. La vésicule du fiel très peu volumineuse renfermait une petite quantité de bile assez consistante, verdâtre et un très grand nombre de concrétions biliaires. On en a compté jusqu'à 400 ; le plus grand nombre du volume d'un grain de chénevis, la plus forte était grosse comme une noix muscade et pesait 2 grammes, etc... La plupart des autres viscères étaient malades.

Observation II

De Portal. Ictère et calculs hépatiques chez deux nouveau-nés. Autopsie

Je reconnus, dit-il à l'autopsie de deux petits enfants morts peu après leur naissance et qui avaient la jaunisse la plus intense que le foie était infiltré de sang et que les conduits de la bile étaient pleins de concrétions biliaires qui avaient bien pu s'opposer au passage de la bile dans l'intestin et donner lieu à la jaunisse.

Observation III

De Lieutaud. Ictère et calculs biliaires chez un enfant de 25 jours. Autopsie

Il s'agit d'un enfant qui vint au monde avec une jaunisse intense ; il mourut le 25 ^{me} jour de sa naissance.

A l'autopsie, on trouva tous les viscères sains, si ce n'est le foie plus gros qu'il ne l'est d'habitude. Il était rouge-violet, sa substance ramollie. Les canaux biliaires et surtout la vésicule contenaient plusieurs calculs ; il y en avait un dans le canal cholédoque à son insertion dans le duodénum, calcul qui était du volume d'un pois ordinaire.

Observation IV

De M. Gibbons. Foie tuberculeux et calculs biliaires chez un enfant de 12 ans.

Un enfant de 12 ans fit une chute sur l'hypocondre droit ; il y souffrit pendant plusieurs mois et maigrit beaucoup ; les pieds enflèrent, le ventre se tuméfia. On pratiqua la ponction de l'abdomen d'où il sortit 12 livres d'eau, mais le haut du ventre du côté droit ne s'affaissa pas. L'enfant mourut le lendemain. Le foie était tuberculeux ; la vésicule développée énormément contenait 8 livres de bile très èpaisse qui avait déposé des couches concentriques de matière coagulée. Le canal cholédoque était élargi et rempli de petits calculs qui l'obstruaient.

Observation V

Du Dr Lolatte

Coliques hépatiques, ictère, issue par les selles de plusieurs calculs. Guérison chez un jeune homme de quinze ans

Un jeune homme de 15 ans d'un tempérament excitable, après avoir dormi plusieurs nuits dans des lieux humides, fut prit le 20 mars 1833 de vomissements qui durèrent trois heures, il n'eut pas de fièvre. On administra la potion de Rivière et le laudanum.

Le troisième jour la scène reparut, l'acide hydrocyanique échoua. Pensant à une fièvre larvée on administra le sulfate de quinine qui coupa le quatrième accès.

Le cinquième jour, le malade s'exposa aux mêmes causes ; le quinzième jour, il fut saisi de douleur très aiguës avec tension dans l'hypocondre droit.

Le pouls était fort serré et fébrile ; on pratiqua une saignée et on fit des lotions avec de l'eau coupée de laurier-cerise. On plaça aussi 10 sangsues sur la région malade et autant à l'anus sans produire de soulagement.

Trois jours après les conjonctives et la peau étaient jaune-d'or, la douleur persistait, l'abdomen était gonflé et douloureux. On ne put vaincre la constipation avec 2 onces d'huile de ricin et 10 grains de résine de jalap, deux jours après il y eut deux selles de matières dures, cendrées ; le lendemain la douleur disparut mais revint trois jours après ; il y avait une selle toutes les vingt-quatre heures mais sans trace de bile.

Pendant 40 jours tous les remèdes échouèrent ; les coliques revenaient périodiquement. La belladone à l'extérieur et à l'intérieur calma les coliques.

Enfin, le malade eut deux selles de matières fécales bilieuses et rendit en même temps 3 calculs de la grosseur d'un petit pois : un sphéroïde, les 2 autres triangulaires. 3 jours après, les douleurs reparurent ; le même traitement amena 3 petites selles bilieuses avec 5 petits calculs, après quoi il y eut un flux biliaire abondant. Enfin survint la décoloration de la peau et le malade recouvra la santé.

Observation VI

De M. Bouisson. Ictère et calculs biliaires chez un nouveau-né. Autopsie.

J'ai trouvé, rapporte-t-il, 3 calculs dans le foie d'un nouveau-né. Ils étaient enfermés dans la vésicule biliaire qui contenait une bile noire et épaisse.

J'ai remarqué, dit-il, une oblitération commençante du canal cholédoque.

Le sujet présentant cette lésion avait une teinte ictérique poussée au plus haut degré.

Observation VII

De Cruveilhier.

Il a vu deux cas de calculs biliaires chez de très jeunes enfants : l'un était âgé de cinq à six mois ; il était mort tuberculeux.

Observation VIII

Rapportée dans la thèse d'agrégation de Mossé (Communication orale de M. Jules Simon).

Il avait observé une crise de colique hépatique chez une petite fille de 4 à 5 ans qui fut suivie de l'expulsion d'un colélithe que Mialhe analysa.

Observation IX

Rapportée dans le même ouvrage et due à M Labat.

C'était un petit garçon de 8 ans. Il fut atteint de coliques hépatiques que l'on combattit avec succès par les perles d'éther ; les calculs ne furent pas recherchés.

Observation X

De M. Cuffer.

On apporta le 5 juillet 1877 dans le service de M. Parrot un enfant de douze jours. Il présentait un ictère

Bien qu'il n'y ait pas d'empâtement, la moindre pression développe une douleur des plus vives dans un point très limité à cinq centimètres et demi de la ligne médiane, sous la fausse côte au niveau de la vésicule biliaire. Le foie n'est pas volumineux, il n'y a pas d'ictère. L'auscultation et la percussion ne révèlent rien. Le pouls est assez fort, les battements du cœur sont énergiques et bien frappés.

Vésicatoire sur le point douloureux, injection d'éther et potion de Rivière.

15. — Encore un vomissement jaunâtre hier dans la soirée, mais le reste du temps grand calme. Pouls régulier, 100 pulsations. Pas de garde-robe. Examen des urines négatif.

16. — Hier à une heure et demie, l'enfant a ressenti quelques légères douleurs dans tout l'abdomen, puis a été pris d'une grande agitation ; se jette de touts côtés, se plie en deux, et remplit 4 crachoirs de vomissements bilieux ; à 5 heures moins un quart on lui fait une injection de morphine, à 5 heures tout est terminé, la crise a duré 3 heures un quart.

Le sommeil encore troublé devient calme vers 4 heures du matin. La langue est humide, il n'y a pas de fièvre. La pression produit une douleur dans la région du foie, mais peut-être le vésicatoire en est-il cause. Deux injections d'éther.

17. — Hier à la même heure qu'avant-hier crise identique. Les douleurs ont persisté jusqu'à six heures et demie, moment où une injection de morphine a été faite. La nuit a été calme. Pas de selle depuis le 13. Lavement purgatif.

Le ventre est très peu tendu. La pression ne détermine aucune douleur.

Il n'y a pas d'ictère. Température normale, 120 pulsations.

17, 19, 20. — Grand calme, rien à signaler.

21. — Dans la nuit cinq selles en diarrhée ; pas de crise douloureuse.

23. — L'enfant s'est levé dans la journée d'hier, recouché à 4 heures. Cette nuit il s'est mis à pleurer, le ventre s'est tendu et les douleurs se sont éveillées un peu partout.

Actuellement les douleurs à la pression sont assez vives partout, mais pas plus au niveau du foie qu'ailleurs. Les intestins se dessinent sous la peau et sont remplis de gaz. Pas de vomissement. Une selle cette nuit après plusieurs efforts infructueux. Ce matin l'enfant a les traits tirés, la langue est normale, la température également, le pouls régulier : 120 pulsations.

24. — Hier, douleurs calmées instantanément par une injection. A 6 heures et demie du soir, un vomissement couleur chocolat. A deux heures du matin coliques assez vives qui ont persisté jusqu'à cinq heures. Pas de selle.

Ce matin ventre très tendu ; un peu partout, douloureux à la percussion, mais point spontanément ni à la palpation. Encore quelques coliques. Pas d'ascite ni d'œdème des membres inférieurs. Langue humide, 128 pulsations. Rien dans les poumons ni au cœur. Calomel 0,25 centigr.

25. — Une piqûre faite hier à onze heures a calmé les douleurs pour toute la journée, elles se sont réveillées hier soir à neuf heures et persistent encore. Pas de selles. Six

vomissements d'un crachoir chacun composés de bile et de lait caillé. Ventre un peu tendu; douleurs dans tout le ventre à la palpation mais sans localisation; la percussion les augmente.

Un peu de sonorité dans les parties supérieures du ventre mais sans excès; sub-matité dans les zônes inférieures avec exagération dans la fosse illiaque gauche. Il vient de rendre des gaz par l'anus, pouls régulier, petit: 120 pulsations. Traits tirés, yeux légèrement excavés, amaigrissement, vésicatoire.

26. — Hier injection qui calme les douleurs. Cependant à trois heures du soir un vomissement.

Cette nuit trois vomissements. Les douleurs abdominales reviennent à quatre heures du matin, 140 pulsations, rien au cœur, respiration pure.

27. — Hier trois vomissements, nuit calme, douleurs à la palpation et même spontanées depuis huit heures du matin. Pas de garde-robe depuis trois jours. Peu ou point de liquide dans le ventre. Pas de matité dans les fosses iliaques. Rien dans les plèvres.

28. — Après un lavement une garde-robe abondante. Calme toute la journée, pas de vomissement.

29. — Hier, journée très calme, pas de vomissement ni de douleur. L'enfant est gai, joue sur son lit. — Un lavement a amené une selle partie en purée, partie moulée. Ce matin l'état est bon.

30. — L'enfant est calme et l'a été toute la journée. — Pas de garde-robe. — Ventre souple avec un peu de rénitence dans la fosse iliaque droite. Ventre assez sonore surtout dans les parties supérieures. — Le malade prend

un litre et demi de lait, bouillon et potage chocolat. — Lavement. Glycérine.

31. — Ventre très-souple. — Ce matin une selle normale non provoquée.

1er novembre. — Le ventre est partout absolument souple. — Aucune douleur. — Une selle en purée. — On essaye un peu d'aliments solides.

3. — Enfant calme, mange, commence à prendre un peu de viande. — Hier un lavement est resté sans résultat. — Ventre un peu ballonné mais souple. — Poudre de viande.

4. — Hier soir lavement purgatif suivi d'une selle normale copieuse.

Observation XII

Recueillie chez M. Cadet de Gassicourt.

Le 17 mai 1884, est entré dans le service de M. Cadet de Gassicourt, salle Legendre, n° 18, le nommé Franck, Georges, âgé de 11 ans. Il fut pris le 7 mai à 3 heures, de douleurs vives au niveau de la région hépatique dans une étendue assez grande. Ce fut une crise véritable de colique hépatique qui dura 15 heures environ sans vomissement et sans nausées.

Deux jours après apparut l'ictère, la décoloration des selles et le passage de la bile dans l'urine.

Comme antécédents du côté de l'enfant, nous n'avons rien trouvé ; sa mère est morte de la variole ; le père a eu il y a quatre ans une attaque de rhumatisme qui a duré deux mois.

Actuellement, l'enfant n'a plus de crise, mais la fièvre s'est allumée ; il a un peu de périhépatite ; le foie présente 14 cent. en hauteur, il dépasse le rebord des fausses côtes, est douloureux à la pression. Température 39°5. La langue est blanche, l'ictère très prononcé allant en décroissant. Le pouls assez rapide : 104 pulsations. Il a de la diarrhée. Trois ventouses scarifiées dans la région malade.

19 mai. — La douleur existe dans toute la région hépatique, au niveau des fausses côtes comme au-dessous; le ventre n'est pas tendu.

La respiration est obscure, il y a probablement un peu de pleurésie avec épanchement en arrière au-dessous de l'angle inférieur de l'omoplate qui se traduit par un affaiblissement du murmure vésiculaire, des craquements fins, un peu de chevrotement de la voix sur un espace très restreint. C'est là l'explication de la fièvre.

Le 20. — La température s'élève à 40° 5; le chevrotement de la voix devient beaucoup plus net. Il y a de la matité en avant et en arrière ; son niveau supérieur est le mamelon ; en bas elle se confond avec celle du foie.

En arrière, il y a une zone de submatité de 0,02 centimètres au-dessus de la matité.

La respiration s'affaiblit au niveau de la submatité et disparaît au niveau de la matité ; les vibrations thoraciques sont impossibles à percevoir.

La percussion et la pression au niveau du foie ne donnent que peu de douleur ; le ventre est ballonné.

On prescrit 0,30 centigrammes de sulfate de quinine.

Le 21. — La température est tombée.

Le 22. — La température est encore à 39°,5. On continue le sulfate de quinine. Il n'y a plus de douleur au niveau du foie.

Le 23. — La température est encore autour de 40°.

La teinte ictérique a beaucoup diminué, les garde-robes sont normales et colorées. On prescrit un vésicatoire dans la région du foie, partie supérieure.

Le 24. — On ne constate plus qu'un peu de matité.

Le 25 et jours suivants, l'état général va en s'améliorant mais la température ne baisse pas.

Le 28. — Il n'y a que peu de douleur dans la région hépatique, les selles sont normales.

Le 29. — La température ne baisse pas ; on prescrit 0,60 cent. de sulfate de quinine.

Le 30. — Le malade présente toujours la teinte subictérique, le pouls est très petit.

A partir de cette époque, les phénomènes vont en s'amendant et le malade sort au bout de quelques jours en bonne santé.

Les raisonnements que l'on peut faire sur le sujet ne sont guère capables de convaincre, mais les observations assez nombreuses que nous avons pu recueillir montrent bien qu'il est assez commun de rencontrer des calculs hépatiques chez les enfants, qui s'annoncent souvent par des crises de coliques hépatiques.

Il ressort aussi de quelques-uns des cas que nous venons de rapporter la preuve de l'hérédité de cette maladie.

M. Bouchard l'a du reste bien établi en en faisant un membre de la grande famille : l'arthritisme.

Nous avons donc pensé à la prophylaxie chez l'enfant de la lithiase biliaire, mais notre manque d'expérience nous a obligé à laisser à de plus autorisés le soin de résoudre ce difficile problème.

CONCLUSIONS

Nos conclusions sont donc celles-ci :

La colique hépatique est une maladie de l'âge adulte.

La colique hépatique se produit quelquefois chez l'enfant.

INDEX BIBLIOGRAPHIQUE

Morgagni. — 37me lettre.

Pujol de Castres. — OEuvres complètes (4me vol.) — 1823.

Boisseau. — Annotateur de Pujol.

Valleix. — Cliniques des maladies des nouveaux-nés.

Bouisson. — De la bile, de ses variétés etc. Montpellier (1843).

Fauconneau-Dufresne. — La bile et ses maladies (1847).

Frerich. — Traité pratique des maladies du foie, des voies hépatiques et des voies biliaires (1866).

Barth et Benier. — Dictionnaire encyclopédique des sciences médicales (art. biliaire).

Durand-Fardel. — Traité pratique des maladies chroniques (1868).

Trousseau. — Clinique à l'Hôtel-Dieu.

Mossé. — Thèse d'agrégation (1880).

Portal. — Observations sur la nature et le traitement des maladies du foie (1813).

Lieutaud. — Mémoire à l'Académie royale de médecine (1847).

Cruveilhier. — Anatomie pathologique du corps humain. Paris (1830).

Bouchard. — Maladies par ralentissement de la nutrition (1879-1880).

Imprimerie A. Derenne, Mayenne. — Paris, boulevard Saint-Michel, 52.

www.ingramcontent.com/pod-product-compliance
Lightning Source LLC
LaVergne TN
LVHW052022160826
845678LV00003B/1161

* 9 7 8 2 3 2 9 6 4 6 2 3 7 *